BEI GRIN MACHT SICH IHR WISSEN BEZAHLT

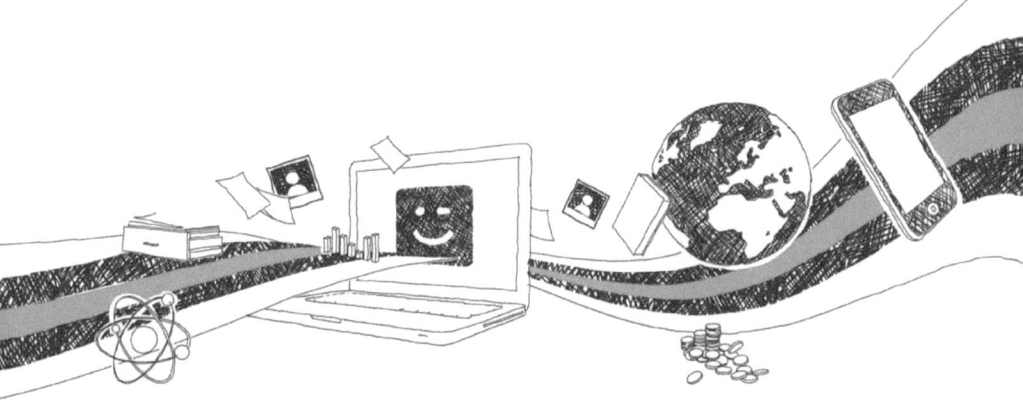

- Wir veröffentlichen Ihre Hausarbeit, Bachelor- und Masterarbeit

- Ihr eigenes eBook und Buch - weltweit in allen wichtigen Shops

- Verdienen Sie an jedem Verkauf

Jetzt bei www.GRIN.com hochladen und kostenlos publizieren

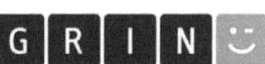

Bibliografische Information der Deutschen Nationalbibliothek:

Die Deutsche Bibliothek verzeichnet diese Publikation in der Deutschen National-
bibliografie; detaillierte bibliografische Daten sind im Internet über http://dnb.d-
nb.de/ abrufbar.

Impressum:

Copyright © 2016 GRIN Verlag, Open Publishing GmbH
Druck und Bindung: Books on Demand GmbH, Norderstedt Germany
ISBN: 9783668339286

Dieses Buch bei GRIN:

http://www.grin.com/de/e-book/343713/fallstudie-ueber-stark-blutende-wunden-
alternative-wundversorgung

Joshua Jobst

Fallstudie über stark blutende Wunden. Alternative Wundversorgung

GRIN Verlag

GRIN - Your knowledge has value

Der GRIN Verlag publiziert seit 1998 wissenschaftliche Arbeiten von Studenten, Hochschullehrern und anderen Akademikern als eBook und gedrucktes Buch. Die Verlagswebsite www.grin.com ist die ideale Plattform zur Veröffentlichung von Hausarbeiten, Abschlussarbeiten, wissenschaftlichen Aufsätzen, Dissertationen und Fachbüchern.

Besuchen Sie uns im Internet:

http://www.grin.com/

http://www.facebook.com/grincom

http://www.twitter.com/grin_com

Fallstudie über stark blutende Wunden

Alternative Wundversorgung

Eingereicht zur Anerkennung als Rettungssanitäter,

medi, Zentrum für medizinische Bildung,

Rettungssanität

April 2016

Eingereicht von:

Joshua Jobst

Neues wird entwickelt und altes wird beibehalten, bis das neue wieder alt wird.

„Zum Nachdenken bei der Benutzung von Medizinprodukten"

Inhaltsverzeichnis

1 Einleitung

Seit meinem ersten Tag im Rettungsdienst im Herbst 2003 ist es immer wieder vorgekommen, dass ich Patienten behandelte und mir dachte, da hätte ich mehr machen können. Aber die entsprechende Ausrüstung war entweder nicht verfügbar, oder noch in der Entwicklung.

Auch neulich hatte ich wieder einen Fall, bei dessen Behandlung ich gerne mehr gemacht hätte. Inzwischen ist in der Forschung und Entwicklung von Materialien zur Trauma Behandlung einiges passiert. Neue Materialien wurden entwickelt und erprobt, haben aber noch keinen Eingang in die Routine der Rettungswachen gefunden.

2 Situationsbeschreibung

Es war wieder so ein „Klassischer" Fall: ein junger Mann war bei einer Feierlichkeit kurz Unaufmerksam und schon war es passiert. Durch eine unglückliche Bewegung, stösst sich der junge Mann die Hand und hatte dabei eine Glasflasche in der besagten Hand, welche bei dem Missgeschick zerbrach. Er zog sich dadurch eine ca. 5 cm lange und 1 cm tiefe Wunde zu. Die Hand war zwar nur einseitig verletzt worden und es kam augenscheinlich zu keinem Verbleib von Fremdkörpern in der Wunde, aber aufgrund der starken Blutung trat bereits zunehmende Taubheit der Finger auf. Bis zur ersten Begutachtung sind aufgrund von Ausrücke- und Anfahrtszeit bereits ca. 25 Minuten vergangen. Diese relativ lange Zeit, begründet sich mit der Tatsache das zwischen 18:00 Uhr und 08:00 Uhr die zuständige Ambulanzbesatzung im Pikettdienst ist. Nach dem Eintreffen am Einsatzort wurde der Patient vom Ort des Geschehens zur Ambulanz verbracht und eine genaue Inspektion der Hand erfolgte. Das vorrangige Ziel war das Stoppen der Blutung. Als mögliche Alternativen stand die Anlage eines Druckverbandes oder ein Tourniquet zur Auswahl.

Neben dem Stoppen der Blutung galt es auch, die Durchblutung der Finger aufrecht zu erhalten. Daher schloss ich das Tourniquet als Mittel der Wahl aus, da das Anlegen des Tourniquets die Durchblutung der minderversorgten Finger ganz zum Erliegen gebracht hätte, und beschränkte mich auf die Versorgung mit einem Druckverband als letzte Alternative. Die Durchblutung, Motorik und Sensibilität der distalen Bereiche war zwar vorhanden, aber es waren bereits leichte Einschränkungen in allen drei Punkten erkennbar. Durch die Lager der Verletzung in der Handinnenfläche konnte die Blutung zwar erstversorgt werden, aber die Blutung konnte nicht vollständig gestoppt werden.

Nach der Erstversorgung musste zügig eine adäquate Wundversorgung in einem Spital mit Handchirurgie ermöglicht werden. Das nächstliegende Spital war 70 km entfernt, was einer Fahrzeit von ca.1 Stunde entsprach. Durch eine Telefonkonferenz mit dem Notruf 144 und dem Spital kam ich zur Erkenntnis, dass ein Hubschraubertransport vermutlich mindestens ebenso lange gedauert hätte. Unter Berücksichtigung aller Aspekte entschloss ich mich ins Spital zu fahren. Da die anhaltende Blutung noch immer nicht zum Stillstand gekommen war, verabreichte ich dem Patienten eine adäquate Analgesie und ergänzte den vorhandenen Druckverband.

Der Patient konnte nach einer Fahrzeit von ca. 45 Minuten, schmerzfrei und mit einer halbwegs stehenden Blutung im Spital übergeben werden. Bereits nach dem Retablieren der Ambulanz konnte mir der diensthabende Chirurg bereits erste Aussagen tätigen. Die Hand des jungen Mannes war in der Innenseite aufgerissen und eine Durchtrennung von Blutgefässen und Muskeln war zu erkennen. Es bestand eine deutliche Unterversorgung von Zeige-, Mittel- und Ringfinger und eventuell lag noch eine Verletzung des Nervs vor.

Zurückblickend stand mir keine Alternative zum Druckverband zur Wundversorgung zur Verfügung. Inzwischen gibt es jedoch weitere Möglichkeiten Verletzungen dieser Art zu versorgen.

3 Problemstellung

Im geschilderten Fall standen mir zwei Handlungsoptionen zur Verfügung, wovon die eine – das Anlegen eines Tourniquets – die Gewährleistung der Durchblutung nachfolgender Strukturen gefährdet hätte, und die andere – das Anlegen eines Druckverbandes – die Blutung nicht vollständig zum Stillstand brachte. Auch wenn die Situation in diesem Fall zu keinem Zeitpunkt lebensbedrohlich war, wünscht man sich als Rettungssanitäter in Fällen wie diesen, dass mehr als diese zwei Alternativen zur Verfügung stehen.

4 Ziel

Im Rahmen dieser Arbeit möchte ich am Beispiel des geschilderten Falls und mit Hilfe von verschiedenen Produktbeschreibungen, einzelnen Studien und der Reflexion des Istzustandes alternative Versorgungsmöglichkeiten von stark blutenden Wunden erarbeiten.

6

5 Vorgehensweise und Abgrenzung

Nach einer kurzen Beschreibung der Ist-Situation und der Funktionsweise der physiologischen Hämostase stelle ich im Vergleich zum Druckverband die *ITClamp* und das Produkt *Celox* vor und beschreibe deren Funktionsweise am oben geschilderten Fall. Auch auf die Kostensituation der Alternativen werde ich kurz eingehen.

Eine abschliessende Bewertung und Beurteilung der Alternativen lässt der Rahmen dieser Arbeit nicht zu. Aber sie kann als Grundlage für weitere und tiefere Bearbeitung des Themas herangezogen werden.

6 Ausgangssituation und Grundlagen

6.1 Beschreibung der Ist-Situation

Die Versorgung von stark blutenden Wunden, wird in den meisten Kursen nur bei extremen Verletzungen wie einer Amputation erwähnt. Bei einer Verletzung der Hand mit den daraus resultierenden Folgeschäden, wird meist das Abbinden der Extremität beschrieben. Empfohlen wird zum Beispiel die direkte Kompression des blutenden Gefässes durch einen Druckverband. Sollte dieser Verband nicht ausreichen, ist ein zweiter darüberzulegen. Als nächster Schritt ist auch hier das Abbinden der verletzten Stelle empfohlen. (D. Kühn, 2004, S. 439).

Andere Hilfsmittel wie Hämostatika oder die itClamp werden meist nur in Publikationen der Hersteller oder in Untersuchungen durch das Militär erwähnt. Eine eindeutige Empfehlung in aktuellen Lehrbüchern, konnte ich nicht finden. Auch ist eine flächendeckende Verbreitung im zivilen Rettungsdienst in meinen Recherchen nicht aufgefallen.

6.2 Physiologische Grundlagen

Um die unterschiedlichen Wirkungsweisen von Druckverband, ITClamp und Celox zu verdeutlichen, werde ich kurz auf das körpereigene Gerinnungssystem eingehen.

6.2.1 Hämostase

Die Hämostase ist das Zusammenspiel physiologischer Prozesse, die zum Stillstand einer Blutung führen und in die drei Schritte *Vasokonstriktion, Adhäsion* und der Thrombusbildung also dem *Verschluss der Blutung* unterteilt werden.

Durch das Ineinandergreifen von einer Vasokonstriktion und die darauffolgende Adhäsion, also das Anhaften von Thrombozyten an die Innenwand der Blutgefässe, kommt es zu einem Verschluss der Blutung durch Fibrin und Thrombozyten. Diese drei Schritte werden meist als primäre und sekundäre Hämostase bezeichnet, wobei die primäre Hämostase die Vasokonstriktion und Adhäsion beinhaltet. Alle drei Schritte laufen fliessend ineinander über, so dass die sekundäre Hämostase, die Blutgerinnung einschliesst.

6.2.1.1 Primäre Hämostase

Bei der Vasokonstriktion kommt es zur einer Verengung der Gefässabschnitte vor der eigentlichen Verletzung. Dadurch wird der ausströmende Blutstrom verringert. Die Thrombozytenadhäsion kann durch den von-Willebrand-Faktor (vWF) entstehen. Der vWF sorgt für die Verbindung der Thrombozyten an die verletzte Gefässwand. Der vWF ist ein Glykoprotein, das die Thrombozytenadhäsion initiiert und den Faktor VIII vor Proteolyse schützt. Die Aggregation der Thrombozyten wird durch einen Adhäsionsrezeptor ermöglicht, dieser wird erst nach Aktivierung der Thrombozyten freigesetzt. Die stimulierten Plättchen verursachen eine weitere Anlagerung von Thrombozyten. Zu Beginn ist die Aggregation der Thrombozyten noch reversibel, bei Erreichen einer bestimmten Konzentration der Freisetzungsprodukte wird der gesamte Vorgang irreversibel. Im Laufe der Aktivierung von Thrombozyten kommt es zur Freisetzung der Aktivatoren des Gerinnungssystems. Das entstandene Fibrinogen vernetzt sich mit den Thrombozyten zu einem Netz, das im Gesamten den Thrombus bildet.

6.2.1.2 Sekundäre Hämostase

Die eigentliche Blutgerinnung führt zur Ausbildung eines festen Netzes aus Fibrin, Thrombozyten und eingebetteten Erythrozyten was im gesamten den Thrombus darstellt. Es werden in der Gerinnungskaskade zwei Systeme differenziert. Die intrinsische und die extrinsische Gerinnungskaskade. Der treppenartige Ablauf führt zur Aktivierung eines oder mehrerer Faktoren. Beide Systeme münden durch die Bildung von Faktor X in der Thrombinbildung, was als Faktor II dargestellt ist. Dadurch entsteht wiederum Fibrinogen.

Das intrinsische System stellt überwiegend die Reaktionen an der Oberfläche aktivierter Thrombozyten dar und unterhält die weitergehende Fibrinbildung. Hierbei sind der Faktor VIII und der von-Willebrand-Faktor von wesentlicher Bedeutung.

Der Faktor VIII ist ein multimeres Glykoprotein, das in Endothelzellen und Megakaryozyten synthetisiert wird und sich im Plasma und in Thrombozyten nachweisen lässt. Er dient der Gerinnungskaskade als Katalysator bei der Aktivierung von Faktor X um bis zu drei Zehnerpotenzen und mehr. Um diese Funktion ausüben zu können, muss der Faktor VIII mit Hilfe von Thrombin aus seinem Kofaktor und Trägerprotein, dem von-Willebrand-Faktor, herausgelöst werden. Der von-Willebrand-Faktor führt den Faktor VIII an den Ort der Blutung und stellt eine Verbindung zwischen den Glykoproteinrezeptoren GPIIa und GPIIb/IIIa der Thrombozyten und dem Endothel her. Das extrinsische System reagiert durch Kontakt mit extravaskulärem Gewebsthromboplastin (Tissue Factor) mit einer Aktivierung des Faktors VII zu Faktor VIIa, welcher zusammen mit Kalzium den Faktor X zu Faktor Xa aktiviert. Hier mündet die extrinsische Gerinnungskaskade in den gemeinsamen Endweg der plasmatischen Gerinnungskaskade zusammen mit der intrinsischen Gerinnungskaskade.

Ab der Bildung von Faktor Xa verlaufen beide Schenkel der Gerinnungskaskade gemeinsam über die Verbindung von Faktor Xa und Faktor Va, welche als Prothrombinase-Komplex bezeichnet wird. Dieser spaltet in Anwesenheit von Calcium Prothrombin zu Thrombin (Faktor IIa), das sich von der Thrombozytenoberfläche löst und nun Fibrinogen zu Fibrinmonomeren spaltet. Die gleichzeitige Aktivierung von Faktor XIII durch Thrombin sorgt für die Quervernetzung der Fibrinmonomere zu Polymeren. (Antwerpes et all., 2016).

6.2.2 Physiologie des Hämostasesystems

Ein funktionierendes Gerinnungssystem ist die Grundvoraussetzung zum Erreichen einer Blutstillung. Sollte der Patient bereits einen genetischen Defekt im Gerinnungssystem haben oder ist der Patient mit Medikamenten in der Gerinnung seines Blutes eingeschränkt, kommt es zu starken Problemen in der Trauma Versorgung. Im Verlauf dieser Arbeit wird ersichtlich werden, dass nicht alle Versorgungsarten auf eine funktionierende Gerinnung angewiesen sind. Im Folgenden wir das Hämostasesystem kurz erklärt.

6.2.2.1 Thrombozytäres System

Im thrombozytären System spielt der von-Willebrand-Faktor (vWF) eine wesentliche Rolle. Der vWF ist das Aktivierungselement zur Blutplättchen Aggregation in Verbindung mit dem Plättchen Membran Rezeptor. Ebenso ist der vWF für die Adhäsion der Plättchen am Endothel verantwortlich. Dadurch stellen Blutplättchen im thrombozytären System eine Instandsetzungsrolle dar. Die Plättchen haften dadurch an dem verletzten Endothel an. Diese Thrombenbildung kommt nur durch die Reaktion der Plättchen mit dem vWF zustande. Ohne die Reaktion der Plättchen mit dem vWF würde es nur zu einer reversiblen Ablagerung kommen. Und der gebildete Thrombus würde sich schnell wieder lösen. (Rupprecht, 2011: S. 5).

6.2.2.2 Plasmatisches System

Der durch die primäre Thrombozytenaggregation entstandene Gefässverschluss wird durch das Plasmatische Gerinnungssystem, höher gradig Verfestigt. Der gebildete Thrombus aus Thrombozyten, Fibrin, Leukozyten und Erythrozyten wird mit dem vWF am Entstehungsort des Thrombus fixiert. Das Schlüsselenzym im plasmatischem System stellt hier das Thrombin dar. (Rupprecht, 2011: S. 6).

7 Vergleich der Alternativen

Im Folgenden werden die Alternativen in den Kontext des Falles gestellt. Da ich die Verwendung eines Tourniquets nur bei Amputationen oder als letzte Möglichkeit betrachte, wird diese Alternative nicht weiter verfolgt und der Fokus auf die verbleibenden drei Alternativen gelenkt.

7.1 Druckverband

Der Druckverband ist das erste und älteste Hilfsmittel zur Versorgung von stark blutenden Wunden. Eingeführt wurde der Druckverband 1811 von dem deutschen Orthopäden Johann Georg Heine. Seit 1811 wird empfohlen, dass vor der Anlage des Druckverbands die betroffene Extremität hochgelagert werden soll, was eine erste Schwächung der Blutung verursachen soll.

Diese Empfehlung wird aber in neueren Versorgungsformen aufgrund fehlender Studien, als nicht ausreichend belegt und damit als ineffektiv beschrieben. (NAEMT, 2009: S. 312).

Zuerst wird die Wunde mit einer sterilen Wundauflage abgedeckt. Dann wird ein stabiler Gegenstand (Druckpolster), der nicht saugfähig ist, auf die Auflage gelegt. Hierzu eignet sich z.B. eine nicht geöffnete Mullbinde. Diese verschlossene Mullbinde wird nun mit einer zweiten Mullbinde mit Druck auf der Wunde fixiert und verbunden. Der Druck muss so stark sein, dass die Blutung stoppt. Sollte ein Verband nicht ausreichen oder sollte er durchgeblutet sein, so muss ein zweiter Druckverband auf den ersten angelegt werden. Handelt es sich um eine Wunde z. B. am Rumpf, so kann man versuchen einen Druckverband wie oben beschrieben anzulegen. Sollte dies nicht gelingen, so müsste der erforderliche Druck zur Blutstillung bis zu deren Erreichen, manuell eingebracht werden. (v. Westphalen, 2016).

Je nach Grösse und Schwere der Gefässverletzung, ist nicht absehbar, wieviel Blut in der Wunde gerinnen muss, um ein genügend grosses Gerinnsel zur Blutstillung zu bilden. Auch kann es nötig sein, den Verband mehrmals zu erweitern, bis es zu einer Gerinnselbildung kommen kann. Da eine ausreichende Gerinnselbildung erst eintritt, wenn die Wunde ausreichend verschlossen ist und es zu einem Blutungsstau in der Wunde kommt.

7.1.1 Funktionsweise des Druckverbandes

Ein Druckverband soll das Ausdringen von Blut, aus der Wunde verhindern. Dadurch soll in der Wunde ein Pseudogerinnsel entstehen, das Druck auf die blutenden Gefässe ausübt und die Blutung zum Erliegen bringt. Der Druckverband unterstützt damit das körpereigene Gerinnungssystem und ist auf dessen Funktion angewiesen.

7.1.2 Anwendungsbereiche und Grenzen des Druckverbandes

Aus der beschriebenen Funktion des Druckverbandes, werden sinnvolle Anwendungsbereiche und die Grenzen des Druckverbandes deutlich. Am wirkungsvollsten ist der Druckverband bei stark blutenden Verletzungen an den Extremitäten. Ober- und Unterarme, sowie Ober- und Unterschenkel sind starr und unbeweglich, lassen sich gut umwickeln und so lässt sich der benötigte Druck zur Stillung der Blutung aufbauen und auch entsprechend dosieren. Dies ist vor allem wichtig, um keine Abbindung und damit verbundene Durchblutungsstörung zu verursachen. Ein Druckverband lässt sich dort schnell und sicher anlegen, kommt mit Materialien aus, die i.d.R. ausreichend verfügbar sind und ist kostengünstig.

Bei stark blutenden Verletzungen am Kopf oder Rumpf hängt die Effektivität eines Druckverbandes von der genauen Lage der Verletzung, dessen Untergrund, Grösse und Intensität der Blutung ab. Ob also genug Druck erzeugt werden kann, die Blutung zu stoppen, ohne die Durchblutung zu verhindern.

Bei Verletzungen im Halsbereich darf ein Druckverband keine Anwendung finden, da es zur Unterversorgung des Gehirns führen kann oder zu schweren Atemwegsproblemen kommen könnte. Bei beweglichen Extremitäten, wie z.B. den Handflächen oder Gelenken, wird die Effektivität eines Druckverbandes durch Bewegung eingeschränkt und verlängert die Zeit bis zur Stillung der Blutung – was im Extremfall lebensbedrohlich werden kann.

Da ein Druckverband auf ein funktionierendes System der körpereigenen Blutgerinnung basiert, ist die Anwendung eines Druckverbandes bei z.B. genetisch oder medikamentös beeinträchtigter Hämostase risikobehaftet.

7.1.3 Funktionsweise der ITClamp

Da ich selbst nicht auf Erfahrungen mit der ITClamp zurückgreifen kann, greife ich auf Anwendungs- und Erfahrungsberichte zurück, welche die erfolgreiche Verwendung der ITClamp dokumentieren.

Die iTClamp ist eine durch manuelle Betätigung, selbstverriegelnde Klemme mit Nadeln. Diese Nadeln dienen zur Verankerung in der Haut. Dadurch ist es möglich eine blutende Wunde schnell zu verschliessen. Dabei wird der Druck gleichmässig über die Wundränder verteilt. Je nach Wund- oder Blutungsart kann der Druck manuell erhöht oder auch reduziert werden. Somit ist eine flüssigkeitsdichte Versiegelung entlang der gesamten Wunde möglich.

Durch die Anlage an einer offenen Wunde, soll innerhalb von Sekunden eine Kontrolle der Blutung möglich sein, selbst wenn es sich um eine arterielle Blutung handelt. Bei der Versiegelung der Wundränder wird eine temporäre Blutansammlung unter Druck erzeugt. Daraus bildet sich ein stabiles Hämatom, welches wiederrum Druck auf die verletzten Gefässe ausübt und einen weiteren Blutverlust verringert. Laut Herstellerangaben ist die iTClamp schnell und effizient. Ebenso kann man die Klammer an fast jeder Verletzung platzieren. Eine aufwändige Schulung ist nicht erforderlich. Aufgrund ihrer Konstruktion ist die Handhabung der Klammer schnell erklärt. Zu beachten ist, dass die Klammer die Wunde immer vollständig verschliessen muss. Es kann vorkommen, dass bei grösseren Wunden mehrere Klammern nötig sind.

Ein Wundverband oder eine Kompressionsbandage können um die Klemme herum auf der Wunde angebracht werden, um die Klemme zu schützen und den Druck auf die Wunde zur Eindämmung des Hämatoms zu erhöhen. (Tinovamed, 2016).

7.1.4 Anwendungsbeispiele der ITClamp

In drei Belegten Fallstudien wird der Einsatz der iTClamp am Hals, Schädel und Bein beschrieben. Bei der Verwendung am Bein handelte es sich um zwei Wunden. Eine war eine grosse Wunde, durch eine offene Tibiafraktur verursacht, und einer kleineren Wunde am Kniegelenk. Hier wurde jedoch am Unfallort ein Tourniquet zur Abbindung verwendet. Erst in der Klinik, nach entfernen des Tourniquet und einem Anhalten der Blutung aus der kleineren Wunde, wurde eine iTClamp angelegt, allerdings in Verbindung mit einem Hämostyptika. Es ist daher nicht nachzuvollziehen, ob die iTClamp oder das Hämostyptika zur erfolgreichen Blutstillung führte.

Bei der Anlage am Schädel eines Patienten wurde die iTClamp durch einen Arzt an der Einsatzstelle angebracht um bei einem älteren Patienten eine Messerstichwunde am Kopf zu versorgen. Der Arzt bewertete die Klammer mit 10 von 10 Punkten und meldete keine Probleme bei der Anwendung oder Entfernung. (iTraumaCare, 2016) Auch bei einem Patienten, bei dem zwei Wochen nach einer Operation eine arterielle Blutung auftrat, wurde die ITClamp angewendet. Auf dem Weg ins Spital verlor der Patient bereits einen halben Liter Blut und hat 4 Kompressen durchgeblutet. Erst im Spital wurde eine iTClamp angebracht und nach 25 Minuten zur Wundbehandlung entfernt. Nach dem Entfernen ist keine neue Blutung aufgetreten. (iTraumaCare, 2016).

Ein Spital im Südwesten von London berichtet auch über erfolgreiches Anbringen der iTClamp. Bei der ersten Anwendung erfolgte das Anbringen bei einem 50 Jahre alten männlichen Patienten der eine 6 cm lange Halswunde von einem Fall gegen ein zerbrochenes Glas erlitten hatte. Die iTClamp wurde angebracht und führte zur Stillung der schweren Blutung in weniger als 5 Sekunden. (iTraumaCare, 2016)

Durch eine stark blutende Halsstichwunde hatte sich ein 25-jähriger männlicher Patient in diesem Spital vorgestellt. Die iTClamp wurde in weniger als 10 Sekunden durch das Personal angebracht und die Blutung konnte eingedämmt werden. Die Klammer selbst wurde erst im OP wieder entfernt und es trat keine weitere Blutung auf. (Businesswire, 2016).

Die ITClamp stellt in ihrer Wirkungsweise eine Weiterentwicklung des Druckverbandes dar und bindet ebenfalls die körpereigene Blutgerinnung ein. Der ausgeübte Druck kann manuell angepasst werden und bei grösseren Verletzungen können mehrere Klammern verwendet werden.

7.1.5 Anwendungsbereiche und Grenzen der ITClamp

Bei der Verwendung der iTClamp wird durch den vollständigen Verschluss der Wunde eine Blutstauung innerhalb der Wunde verursacht. Dadurch soll sich durch die körpereigene Gerinnungskaskade ein Pseudogerinnsel bilden. Der dadurch entstehende Druck innerhalb der Wunde bewirkt den erhofften Verschluss der verletzten Gefässe. Auch hier muss eine genügende Menge Blut innerhalb der Wunde gerinnen und ein vollständiger Verschluss der Wunde mittels der iTClamp muss vorhanden sein. Bei eingeschränkter Gerinnungskaskade kann es zu einer anhaltenden Blutung kommen. Grössere Wunden kann man nur mit mehreren Klammern nebeneinander verschliessen.

Durch die Funktionsweise der Klammer und die Möglichkeit mehrere Klammern einzusetzen, stellen die Lage und Grösse der Verletzung und die Intensität der Blutung nahezu keine Einschränkungen beim Einsatz der ITClamp dar. Auch in der Anwendung und der Effektivität – also der Zeit, bis eine Blutung gestillt ist – zeigt die ITClamp gegenüber dem klassischen Druckverband deutliche Vorteile. Bei einer anhaltenden Blutung aufgrund von Gerinnungsstörungen würde der Einsatz der Klammer ähnlich ineffektiv und erfolglos wie der Druckverband sein. Die Grenzen der ITClamp ergeben sich vielmehr aus betriebswirtschaftlichen Aspekten. Hierauf wird später noch eingegangen.

7.2 Der Einsatz von Hämostyptika am Beispiel von Celox

Hamostyptika unterscheiden sich Grundsätzlich in ihrer Funktionsweise von den bisher beschriebenen Alternativen, da sie nicht auf eine funktionierende Hämostase angewiesen sind. In der ersten Generation war ihre Wirkung zwar gut, jedoch gab es noch deutliche Nachteile in der Anwendung. So waren die Grössen der Wundauflage nicht ausreichend oder einzelne Produkte, wie Quik Clot, hatten eine zu hohe thermische Reaktion nach dem Einbringen in die Wunde. Ebenso bestand bei der Benutzung von Hämostyptika in Pulverform die Gefahr, dass es bei starkem Wind verweht wurde und unter Umständen zu Augenverletzungen beim Anwender und/oder Patienten kommen konnte.

Die zweite Generation versuchte die Nachteile ihres Vorgängers zu mindern. Die Wärmeentwicklung bei Quik Clot konnte gesenkt werden und andere Verpackungsgrössen machten die Produkte anwenderfreundlicher.

Bei der Einführung der dritten Generation wurde der Wirkstoff immer mehr in Form von Gazestreifen zum Tamponieren der Wunde verwendet. Dadurch hatten diese Mittel bereits eine Wirkung durch das alleinige Tamponieren beim Einbringen in die Wunde. (Neitzel, 2015: S. 38)

Im militärischen Einsatz sind Hämostyptika zur Blutungskontrolle bereits seit Jahren erfolgreich im Einsatz. Je nach Hersteller werden verschiedene Präparate benutzt. Wie zum Beispiel Chitosan, Zeolith, Smektit oder Aluminiumsilikat. Alle funktionieren mit der Oberflächenvergrösserung durch Bindung von Thrombozyten und Gerinnungsfaktoren zur Blutstillung (Ritter, 2010: S. 60 – 64).

7.2.1 Funktionsweise von Celox

Celox ist als Granulat oder sogenannte Gazestreifen verfügbar und stellt ein hoch wirksames Hämostyptika zur Behandlung schwerer und lebensbedrohlicher Blutungen dar. Es basiert auf dem Wirkstoff *Chitosan*. Chitosan ist ein Biopolymer welches sich vom Chitin ableitet. Es gleicht in seiner faserigen Struktur der Cellulose. Chitin wird aus dem Exoskelett von Tieren oder aus den Zellwänden von Pilzen gewonnen. Chitosan ist dadurch biologisch Abbaubar und hat eine entzündungshemmende Wirkung (Heppe Medical Chitosan GmbH, 2016). Durch das verwendete Chitosan benötigt dieses Hämostyptika keine funktionierende Gerinnung.

Beim Einbringen der Gaze oder des Granulats in die Wunde, bewirkt der schnelle Flüssigkeitsentzug eine Verklumpung am Schadens Ort sowie eine Konzentration von Gerinnungsfaktoren. Das daraus resultierende Pseudogerinnsel bewirkt den nötigen Druck zum Verschliessen der blutenden Gefässe. Nach dem Einbringen ist es nur nötig, einen 3 bis 5-minütigen kontinuierlich manuellen Druck auf die Wunde einzubringen, so dass das Chitosan verklumpen kann und die Blutung zum Stillstand kommt. Celox wirkt schnell und zuverlässig, auch bei unterkühlten Patienten, deren Gerinnung durch die Hypothermie beeinträchtigt sein kann. Es wird in Form von Granulat oder mit dem Wirkstoff beschichteter Gaze in die Wunde eingebracht und bringt dort arterielle und venöse Blutungen schnell zum Stillstand. Gerade an Stellen, die den Einsatz eines Druckverbandes nur bedingt oder gar nicht möglich machen, ist die Verwendung von Celox eine alternative Möglichkeit zur Behandlung der Verletzung. Bei einer anschliessenden Wundversorgung in der Klinik wird das Pseudogerinnsel manuell oder mit Flüssigkeit rückstandslos entfernt. Aufgrund der antibakteriellen Wirkung, sowie der hundertprozentig biologischen Abbaubarkeit sind keine Erkenntnisse über Entzündungen oder vergleichbaren Wundschädigungen durch Chitosan bekannt. (Rupprecht, 2011: S. 21)

7.2.2 Anwendungsbeispiele von Celox

Bei einer Studie über schwere postpartale Blutungen (PPH) in einer Frauenklinik wurde Celox als Tamponade bei einer persistierenden Blutung im Uterus verwendet. Celox wurde dabei in 86 Fällen von PPH angewendet und die Tamponade wurde nach 24 Std. entfernt. 6 Patienten entwickelten in dieser Zeit zwar Fieber, jedoch keine Sepsis. Bei weiteren 6 Patienten musste trotzdem eine Hysterektomie (HE) durchgeführt werden, also eine Entfernung der blutenden Gebärmutter.

Schlussfolgernd wurde festgestellt, dass die Rate von postpartalen HEs auf etwa ein Viertel gesenkt wurde, nach Einführung der Celox Tamponade. Darüber hinaus wurde festgestellt das die Tamponade in der Handhabung einfacher und kostengünstiger ist. (v. Beckerath et al., 2015: S. 219)

Bei einem anderen Fall, erlitt eine Patientin eine starke Blutung aus der linken Halsseite. Die Blutung ergab sich aus einer Fistel am Hals, die durch mehrfaches Operieren eines Zugengrundkarzinoms entstand.

Hier wurde die Patientin mit Kompressen versorgt, die mit einem Halskragen fixiert wurden. Das Anlegen eines Druckverbandes ist an dieser Stelle ausgeschlossen. Durch das Einbringen der Kompressen konnte die Blutung jedoch nur mässig gestillt werden.

Im Nachhinein wird auch hier ein Celox Produkt empfohlen. Dies hätte einfach in die Wunde eingebracht werden und mit einer Kompresse bedeckt werden können. Das Anlegen eines Verbandes oder wie hier beschrieben eines Halskragens wäre bei der Verwendung von Celox überflüssig gewesen und man hätte immer direkte Sicht auf die Verletzung gehabt. (Klinger, 2007: S. 60 – 62).

Diese Wirkung von Celox wurde auch in einer Herz-Thorax-Chirurgie, bei Patienten nach Kardiotomie und dem drauffolgenden Anschluss an eine extrakorporale Membranoxygenierung (ECMO) untersucht. Dabei wurde Celox um den Herzbeutel und die sternalen Kanten eingebracht. Das grosse Blutungsrisiko besteht bei Patienten, die an eine ECMO angeschlossen werden, ohnehin, da diese Patienten Heparinisiert werden und deren körpereigene Gerinnung nahezu stillgelegt wird

Durch die Verwendung von Celox konnten die erwarteten Blutungen deutlich reduziert werden. Bei der vorangegangenen Methode ohne das Einbringen von Celox Gaze verlor der Patient in den ersten 15 Minuten ca. 1.26 Liter Blut. Durch die Verwendung von Celox konnte der Blutverlust auf 0.5 Liter in den ersten 30 Minuten gesenkt werden (Muzzi, et al., 2011).

7.2.3 Anwendungsbereiche und Grenzen von Hämostyptika bzw. Celox

Die Wirkungsweise von Celox und die Möglichkeit es in Form von Gazestreifen oder Granulat zu verwenden, machen das Produkt sehr flexibel und nahezu an jeder Körperstelle einsetzbar. Selbst bei antikoagulierten Patienten ist die Funktion von Celox nicht schlechter als bei Patienten mit voll funktionierender Gerinnung. (Black Shadow Slamanig KG, 2016)

Beim Einsatz in offenem Gelände mit Unwetter und Regen oder in einer feuchten Umgebung ist die Granulatform sehr anfällig. Hier müsste auf die Form als Gazestreifen zurückgegriffen werden. Die Gazestreifen bilden zwar den Vorteil der Tamponade (Black Shadow Slamanig KG, 2016), dafür sind diese in Form und Grösse limitiert. Auch in der Handhabung erfordert Celox mehr Erfahrung und Fingerfertigkeit als die anderen Alternativen.

8 Die Alternativen im Kontext zum geschilderten Fall

Im Folgenden werden die beschriebenen Alternativen in den Kontext des geschilderten Falls gestellt. Dabei beschreibe ich, wie die einzelnen Alternativen anzuwenden gewesen wären und wie sie gewirkt hätten. Da in dem speziellen Fall der Druckverband zur Anwendung kam, kann hier auf Tatsachen zurückgegriffen werden. Bei den anderen beiden Alternativen sind die Beschreibungen hypothetisch.

8.1 Verwendung eines Druckverbandes

Bei dem eingangs geschilderten Fall wird der Patient mit einem Tuch über seiner Handverletzung aufgefunden und gebeten sich hinzusetzen. Bei der Abnahme des Tuchs kommt eine ca. 5 cm lange und ca. 1 cm tiefe aufklaffende Wunde zum Vorschein (siehe 2. Situationsbeschreibung). Sofort tritt eine starke anhaltende Blutung ein. Mittels Kompresse und manuellem Druck auf die Wunde, konnte ein Druckverband angelegt werden. Die Motorik und Sensibilität war in allen Fingerspitzen vorhanden. Jedoch war die Durchblutung in Zeige-, Mittel- und Ringfinger bereits deutlich vermindert.

Der erste Druckverband begann bereits durchzubluten, was ein lockeres Anbringen des Verbands ausschloss. Ein lockerer Verband würde eventuell die Durchblutung der Finger verbessern, führt aber zu mehr Blutverlust aus der Wunde. Es wird ein zweiter Verband über den Ersten angelegt um einen höheren kontinuierlichen Druck zu erreichen. Diese Massnahme verringerte den Blutverlust aus der Wunde ohne ihn jedoch vollständig zu stoppen und brachte keine Verbesserung der Durchblutung für die Finger. Die Wundversorgung ist hier an ihrer Grenze und kann nicht verbessert werden. Nur noch das Anlegen eines dritten Verbands bei einer erneuten Durchblutung hätte erfolgen können.

Das Abbinden der Hand zur Blutstillung in der Wunde, war für mich aufgrund der bereits minderversorgten Finger keine Option, da dies einen kompletten Versorgungsausfall der gesamten Hand zur Folge gehabt hätte.

8.2 Verwendung der ITClamp

Gleiche Ausgangssituation wie eben. Durch das Anbringen der iTClamp wird die Wunde sofort und vollständig verschlossen. In der geschlossenen Wunde sammelt sich das austretende Blut und bildet bei einer funktionierenden, körpereigenen Gerinnung ein Pseudogerinnsel. Das Gerinnsel erzeugt den nötigen Druck auf die verletzten Gefässe und bringt die Blutung zum Stillstand. Bei entsprechendem Setzen der iTClamp und ggf. einer entsprechenden Nachjustierung hätte sich auch die Durchblutung der Nachfolgenden Strukturen verbessert – zumindest nicht verschlechtert. Nach erfolgreicher Blutstillung hätte noch die Möglichkeit einer zusätzlichen Fixierung der iTClamp durch eine Mullbinde bestanden.

8.3 Verwendung von Celox

Auch hier ist die Ausgangssituation gleich. Nach dem Einbringen der Celox Gaze in die Wunde und das Abdecken durch eine Kompresse wird ein manueller Druck von 3 bis 5 Minuten auf die Wunde eingebracht, bis die Blutung zum Erliegen kommt. Die Gaze bieten hier auch den Vorteil als Tamponade im Gegensatz zum Granulat. Zur Sicherung wird ein Verband angelegt, dabei ist kein zusätzlicher Druck mehr notwendig. Der zu Beginn angesetzte manuelle Druck hat zur Bildung eines Pseudogerinnsels ausgereicht und die Blutung gestoppt. Bei einer weiterführenden Wundversorgung, werden die Celox Gazestreifen entfernt und die Wunde gereinigt. Bevor es zur eigentlich Wundversorgung kommt, dem verschliessen der Wunde.

9 Beleuchtung der betriebswirtschaftlichen Aspekte

In keinem Bereich – schon gar nicht im zivilen Rettungsdienst – stehen finanzielle Ressourcen unbegrenzt zur Verfügung. Auch wenn finanzielle Aspekte bei der Rettung von Menschenleben an sich nicht Teil des Kalküls sind, so sollten sie es doch bei der Wahl der Mittel sein.

Bei der folgenden Kostenbetrachtung werden vorrangig die reinen Materialkosten für die Alternativen im Rettungsdienst betrachtet. Unterschiede bei der Kostenentstehung, z.B. in der Nachsorgung, können im Rahmen dieser Arbeit nicht beleuchtet werden.

9.1 Materialkosten der Alternativen

Bei den reinen Materialkosten stellt der Druckverband die mit Abstand kostengünstigste Alternative dar. Selbst wenn mehrere Druckverbände angelegt werden müssten und zusätzliches Material wie z.b. Mullbinden und Tapes verwendet werden.

First Care Druckverband	5.95 CHF
iTClamp	98.00 CHF
Celox Granulat 35g	48.50 CHF
Celox Gaze	58.00 CHF

(Tinovamed, 2016)

Zudem wird auch bei der Verwendung der iTClamp und von Hämostyptikaprodukten sicher noch zusätzliches Material zur Anwendung kommen.

Die sehr deutlichen Unterschiede der Alternativen bei den Materialkosten haben für den Anwender den Vorteil, dass er sich bei der Wahl der Mittel auf die medizinischen Aspekte konzentrieren kann. Auch wenn er die absoluten Kosten im Moment nicht kalkulieren kann (und sollte), weiss er dennoch sofort, welche Alternative aus finanzieller Sicht die meisten, die geringsten, bzw. mittlere Kosten verursacht.

10 Subjektive Beurteilung der Alternativen im Kontext des Falles

Als Rettungssanitäter mit der dafür notwendigen Einstellung werden für mich medizinische Aspekte immer den Vorrang vor finanziellen Aspekten haben. Hätte ich in dem geschilderten Fall die beschriebenen Alternativen zur Verfügung gehabt, hätte ich mich mit meiner Erfahrung und dem Wissen der Recherchen zu dieser Arbeit für die Celox-Alternative entschieden. Auch wenn in dem geschilderten Fall, mangels Alternativen, der Druckverband zur Anwendung kam, und zu keiner Zeit eine lebensbedrohliche Situation bestand, konnte die Blutung nicht vollständig gestillt werden. Wäre die Verletzung grösser, die Wunde tiefer oder die Blutung intensiver gewesen, hätte die Situation schnell lebensbedrohlich werden können. Auch unter Berücksichtigung der geografischen Lage des Einsatzortes und der Entfernung zur nächsten Klinik, musste ich mit dem Druckverband ein, nach meiner Meinung, nicht unerhebliches Risiko eingehen. Dieses wäre bei der Celox-Alternative deutlich verringert gewesen. Auch die Alternative der iTClamp wäre aus medizinischen Aspekten besser gewesen als der Druckverband und in etwa ebenso effektiv wie Celox. Die Vorteile der iTClamp gegenüber dem Celox in der Handhabung hätten deutlich höheren Kosten aber nicht gerechtfertigt.

11 Objektive Beurteilung der Alternativen

Nach dem Präklinischen Trauma Management (PHTLS) beginnt die Behandlung mit direktem Druck auf die Wunde. Das Anheben der Extremität wird als nicht effektiv wiedergegeben, da es keine Studien über den Nutzen der Hochlagerung gibt. Sollte der Druck nicht zum gewünschten Ziel der Blutstillung ausreichen, wird das Abbinden der Extremität empfohlen. Die Verwendung von Blutstillenden Mitteln wird aufgrund der unzureichenden Verbreitung in der zivilen Präklinik nicht empfohlen (PHTLS, 2009: S 312). Der direkte Druck, der durch einen Druckverband erzielt wird, ist eine kostengünstige und Anwenderfreundliche Lösung zur Blutstillung und es besteht die Möglichkeit, einen zusätzlichen Druckkörper anzubringen, sollte es zur einer Durchblutung des Verbandstoffes kommen, ohne den Druck durch den ersten Druckkörper zu verlieren. Jedoch ist das Anbringen eines Druckverbandes nicht an allen Stellen gleich effektiv. Ohne zusätzliche Alternativen, wie z.b. den in dieser Arbeit beschriebenen, stünde dann, wenn der Druckverband nicht die gewünschte Wirkung zeigt, nur das Abbinden mit den damit verbundenen Folgen zur Verfügung.

Das Verwenden der iTClamp wird als schnelle Möglichkeit zum Stoppen einer Blutung innerhalb von Sekunden beschrieben. Dadurch ist die iTClamp im Vergleich diejenige Alternative, mit der eine Blutung am schnellsten gestoppt werden kann. Die distale Durchblutung kann weiter erhalten bleiben und durch das Anbringen ist jederzeit eine Beurteilung der Wunde möglich. Bei grösseren Verletzungen können mehrere Klammern eingesetzt werden. Durch die hohen Kosten der Klammer in Verbindung damit, dass sie – zumindest bis jetzt – nicht mehrfach verwendbar ist, sollte die iTClamp nur in den Fällen eingesetzt werden, bei denen die Zeit bis zum Stoppen der Blutung eine entscheidende Rolle spielt.

Die Verwendung eines Hämostatika wie z. B. Celox macht nach dem einbringen der Gaze oder des Granulats einen direkten, manuellen Druck von bis zu 5 Minuten nötig und führt in 80% der Fälle zur einer vollständigen Blutstillung. Die Gaze und auch das Granulat verbleiben bis zu einer klinischen Wundversorgung in der Wunde und können dann rückstandslos ausgewaschen werden.

Alle drei Varianten funktionieren nach dem gleichen Prinzip, das Verschliessen der Wunde und dem bilden eines Blutklumpens zur Unterbindung der Blutung aus den verletzten Gefässen. Beim Druckverband und der ITClamp bildet sich der Blutklumpen aufgrund der Stauung im Wundinneren. Dort gerinnt das austretende Blut und bildet dadurch einen Blutklumpen. Dieser drückt die blutenden Gefässe ab. Hierbei würde es zu Problemen kommen, im Falle einer Störung der körpereigenen Gerinnung oder bei medikamentös herabgesetzter Gerinnung. Im besten Fall kommt es nur zu einer Verzögerung bei der Thrombenbildung.

Bei der Verwendung von Hämostatika, wie z. B. Celox, bildet sich der Blutklumpen in Verbindung mit dem verwendeten Wirkstoff – hier: Chitin. Dadurch muss weniger Blut austreten und gerinnen, bis ein Blutklumpen die Stauung erwirkt. Auch eine Störung in der körpereigenen Gerinnung würde hier zur keiner Verzögerung führen. Durch das selbstständige Verklumpen des Chitin sind die Faktoren der Blutgerinnung zu vernachlässigen.

12 Fazit

Alle drei beschriebenen Alternativen haben meiner Meinung nach ihre Berechtigung und je nach Situation ihre eigenen Vorteile. Sie würden den Handlungsspielraum der Anwender im Speziellen und die Qualität des Rettungsdienstes im Allgemeinen deutlich erhöhen. Um den Eingang der iTClamp und Hämostyptika in die Routine des Rettungsdienstes bei vertretbahrem Kostenrahmen zu ermöglichen, müssen die entsprechenden Leitlinien angepasst werden (z.B. die PHTLS) und die Anwendung der Alternativen müssten fallbezogen geschult werden. Auch sollte das Kostenbewusstsein bei den Anwendern und Beteiligten (z.B. Einkaufs-/Beschaffungsmanagement) ausführlich und regelmäßig geschult werden.

13 Quellenverzeichnis

- Antwerpes, F. [Stand 05.04.2016] Hämostase
  http://flexikon.doccheck.com/de/H%C3%A4mostase
- Black Shadow Slamanig KG [Stand 05.04.2016] FAQ Celox Granulat
  http://www.blackshadow.at/products/Trainingsequipment/Celox-Granulat-15-g.html
- Busineswire [Stand 06.04.2016] St. George's Healthcare NHS Trust ist der erste in
  Großbritannien in der Anwendung des medizinisch innovativen iTClampTM
  Hämorrhagie-Kontrollsystems
  http://www.businesswire.com/news/home/20131126005414/de/
- Casu S., Semmel T. (2015) Ein neues Hilfsmittel zur Blutungskontrolle I Star of life 2
- Heppe Medical Chitosan GmbH [Stand 10.04.2016] Chitosan
  https://www.gmp-chitosan.com/de/produkte-service/chitosan.html
- iTraumaCare [Stand 06.04.2016] iTClamp ihre Lösung zur Blutungskontrolle
  http://mefina-medical.de/tl_files/mefina/media/M-107-CE-
  EN%20Rev%20D%20iTraumaCare%20brochure-Electronic-Final.pdf
- Klinger W. (2007) Neue Möglichkeiten der Blutstillung bei lebensbedrohlichen Blutungen
  I Rettungsdienst 6
- NAEMT (2009) PHTLS. Müchen, Urban & Fischer
- Neitzel C., Ladehof K. (2015) Taktische Medizin: Notfallmedizin und Einsatzmedizin.
  Berlin, Springer-Verlag
- Muzzi I., Tommasino G., Tucci E., Neri E. (2011) Successful use of a military
  haemostatic agent in patients undergoing extracorporeal circulatory assistance and
  delayed sternal closure I European Association for Cardio-Thoracic Surgery
  http://m.icvts.oxfordjournals.org/content/early/2012/02/23/icvts.ivs029.full
- Ritter D. (2010) Präklinische Versorgung von Schussverletzungen I Rettungsdienst 11
- Rupprecht, S. (2011) Präklinischer Einsatz von Hämostatika I Examensarbeit
- Tinovamed [Stand 06.04.2016] FAQ iTClamp
  http://www.tinovamed.ch/index.php/de/faq/93-itclamp
- Tinovamed [Stand 06.04.2016] Produktvergleich
  http://www.tinovamed.ch/produktshop/shop/USER_ARTIKEL_HANDLING_AUFRUF.ph
  p?Kategorie_ID=330&kat_last=414

- v. Beckerath, Abdel-Kawi, Gebauer (2015) Einsatz der Celox®-Tamponade in 86 Fällen von schweren postpartalen Blutungen: eine Fallserie I Zeitschrift für Geburtshilfe & Neonatologie

  https://www.thieme-connect.com/products/ejournals/abstract/10.1055/s-0035-1566457#AFFV02_2_1

- v. Westphalen, G. [Stand 05.04.2016] Druckverband

  http://flexikon.doccheck.com/de/Druckverband

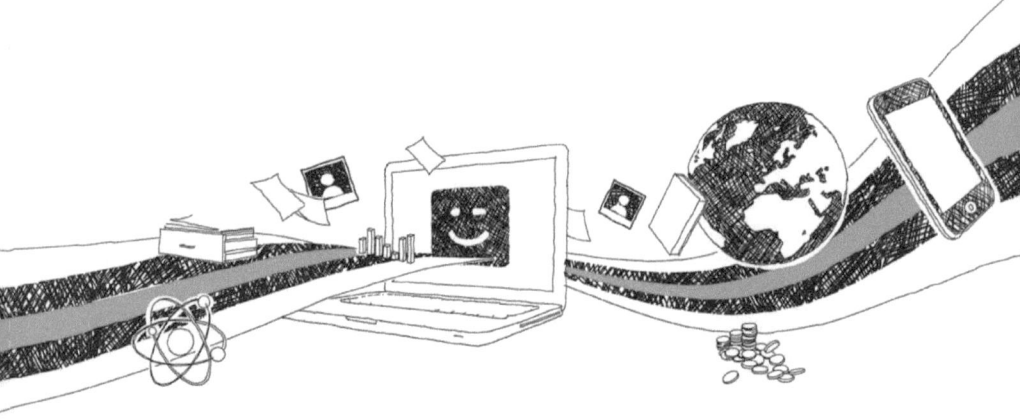